DE

L'HYDROTHÉRAPIE

RATIONNELLE

ET

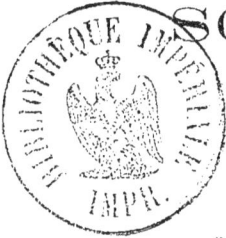

SCIENTIFIQUE

PAR

L. DEBLIEU

DOCTEUR EN MÉDECINE DE LA FACULTÉ DE PARIS.

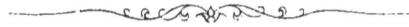

MARSEILLE

TYPOGRAPHIE ET LITHOGRAPHIE CAYER ET Cie

Rue Saint-Ferréol, 57

1868

DE

L'HYDROTHÉRAPIE

RATIONNELLE & SCIENTIFIQUE.

Les succès nombreux et même inespérés obtenus par l'hydro-thérapie avaient bien souvent éveillé mon attention dans le cours de mes études médicales. Mon esprit se tournait alors plus spé-cialement vers l'étude de cette nouvelle et intéressante branche de la médecine. L'attrait en était toujours plus nouveau : c'est que je regardais l'hydrothérapie comme un progrès médical, en voyant son importance grandir de jour en jour, au point de prendre bientôt une place des plus sérieuses dans le traitement des maladies chroniques.

J'avais toujours désiré commencer ma pratique scientifique par la création d'un établissement de cet ordre : aussi, est-ce avec bonheur que j'ai accepté l'occasion de succéder au Dr Boze, si justement apprécié du public et du monde médical, dans la direc-tion de l'établissement qu'il possédait en cette ville.

Tout en cherchant à vulgariser cette méthode, si populaire en Angleterre, en Allemagne, dans le nord de la France, et si peu répandue encore dans nos contrées méridionales, mon but aujour-d'hui est de faire voir contrairement aux idées reçues dans le pu-blic, que la propriété de l'eau froide n'est pas d'être seulement excitante ; mais que par l'emploi diversement combiné, l'on en obtient des médications bien différentes les unes des autres.

« L'hydrothérapie scientifique, dit M. Fleury, a constitué son
« individualité. La place qu'elle occupe en médecine pratique est
« telle qu'il n'est plus besoin de la défendre ; mais qu'il devient
« urgent de la réglementer, d'en déterminer nettement les ins-
« truments, l'action et les applications cliniques. »

Vivement attaquée, en cela, elle subissait fatalement le sort réservé à toute idée et théorie nouvelle ; mais plus vivement défendue encore, l'hydrothérapie a déjoué toutes les attaques, désarmé ses ennemis, triomphé des préjugés et des obstacles. Elle s'est élevée sur des bases scientifiques inébranlables, et forte d'elle-même, elle s'est imposée déjà dans un grand nombre d'hôpitaux de Paris et de la province. M. Fleury l'a professée à l'hôpital militaire de Bruxelles : le D⁏ Macario à l'École de médecine pratique de Paris. Que lui manque-t-il donc ? d'être publiquement enseignée dans nos Facultés, comme branche importante de thérapeutique. C'est alors seulement que l'on possèdera toutes les données capables de faire apprécier la valeur de la nouvelle méthode, ce que l'on peut en attendre dans le traitement des affections qui sont de son ressort, ce qu'elle est en droit de faire espérer par ses progrès incessants. Loin d'avoir dit son dernier mot, elle marche sans cesse. Les expériences de chaque jour, les applications nouvelles faites par le célèbre médecin de Bellevue, par les D⁏ Boullay, Delmas, Macario, etc., en sont la preuve manifeste et tendent de jour en jour à faire disparaître cet empirisme grossier qui lui a donné naissance.

Entre les mains de médecins qui l'étudient et la prescrivent, elle rend à la science et à l'humanité de signalés services. Pour qu'un tel résultat ne soit pas perdu, il est de toute nécessité qu'un directeur intelligent surveille toujours l'application des moyens hydriatiques. Bien souvent nous avons constaté le peu de soins avec lequel des infirmiers dans certains hôpitaux ou des garçons doucheurs dans quelques établissements privés accomplissent leurs tâches. Tout en évitant ces négligences qui nous paraissent une cause puissante d'insuccès, et que nous croyons devoir signaler à l'attention de tous les praticiens, nous déclarons hautement que dans notre pratique hydriatique notre seul et unique guide sera l'hydrothérapie scientifique et rationnelle.

Que doit-on entendre par hydrothérapie ?

La définition est une des parties les plus importantes et les plus difficiles dans toute méthode. Sans vouloir porter de jugement sur les diverses définitions que l'on a pu donner de l'hydrothérapie, nous envisagerons la question dans son ensemble, tout en restant intelligible, c'est-à-dire en rendant clair ce qui est obscur et nous dirons :

Il existe dans la nature deux agents, l'*eau froide* et le *calorique*.

L'étude physique et physiologique complète de ces deux modificateurs, les résultats que fournit cette étude, en d'autres termes, les diverses combinaisons de ces deux agents et les applications qui en résultent pour le traitement des maladies, voilà ce que l'on doit entendre par hydrothérapie.

L'eau nous est si largement prodiguée, qu'il serait plus que ridicule de supposer qu'elle n'ait pas été employée à toutes les époques, soit comme moyen curatif, soit comme moyen prophylactique. L'histoire des différentes phases par lesquelles est passé l'emploi de l'eau, prouverait bien cette assertion ; mais cela nous entraînerait trop loin.

L'emploi de l'eau dans l'art de guérir est aussi ancien que cet art lui-même ; mais jamais on n'avait appliqué cet agent d'une manière aussi méthodique et aussi scientifique qu'au XIX⁰ siècle. En 1821, Priesnitz, humble paysan d'une province de la Silésie autrichienne eut l'idée de traiter toutes les maladies par l'eau froide. Il inaugura à Graffenberg un établissement. De toutes les parties de l'Europe accourent bientôt un grand nombre de malades. En peu de temps les succès, la réputation du modeste établissement dépassent toute attente. Ce ne sont plus les malades seuls qui viennent alors en foule. Les princes, les médecins s'empressent de rendre visite à Priesnitz : les uns, curieux de constater par eux-mêmes des résultats aussi surprenants, les autres mus par un mobile plus élevé, l'intérêt de la science et de l'humanité y veulent étudier, désireux qu'ils sont de pénétrer s'il est possible le secret de tels succès.

On sait l'histoire de cet homme devenu célèbre. Inutile donc d'insister. Toutefois, nous devons à la vérité de dire que la méthode de Priesnitz n'était pas entièrement nouvelle. De tout temps l'eau a été regardée comme très utile dans une foule d'affections. Il y avait pourtant du nouveau dans sa méthode ; car la transpiration dans le drap mouillé est de son invention et dénote, au moins, un esprit aussi sagace qu'observateur.

Sa médication était empirique avec une formule unique et invariable pour toutes les maladies et pour tous les malades. Peu ou pas du tout initié à l'étude de la médecine, il avait imaginé une doctrine quelconque. Cette doctrine était l'humorisme le plus grossier. Quoi qu'il en soit, à chacun son mérite. A Priesnitz donc le mérite d'avoir fait revivre, d'avoir remis en honneur une méthode qui avait perdu son rang dans la thérapeutique. Il a, par là, éveillé l'attention des médecins sur cette puissante médication et provoqué de leur part des travaux qui en font une médication scientifique, rationnelle.

« L'hydrothérapie, dit le Dr Rouland, a pour base scientifique
« un fait principe qui peut s'énoncer ainsi : l'emploi de l'eau à
« une température inférieure à celle du sang affecte la sensibi-
« lité, soustrait de l'organisme une partie du calorique normal,
« ralentit la circulation après l'avoir préalablement augmentée
« et provoque des actions reflexes, multiples, variées, complexes.
« Analyser ce fait principe, chercher les lois de leurs nations, te
« est l'objet de la science hydriatique. »

En présence des résultats fournis par cette science, l'art médical, de simple spectateur, est devenu observateur. C'est alors que,
s'inspirant de ces résultats, il a créé une nouvelle forme thérapeutique dont le but est facile à saisir : conserver ou rétablir la santé
à l'aide des principaux moyens de l'hygiène et des effets phy-
siques et physiologiques soit isolés, soit combinés de deux modificateurs puissants : l'eau froide et le calorique. Ces divers résultats de l'eau froide découlent de son action soit directe, soit
indirecte, sur la circulation capillaire et sur l'innervation en
général.

L'eau froide, agissant sur la circulation capillaire et l'innervation en général, affecte d'une manière quelconque ces deux
fonctions. Ici, ce sera une activité plus grande qui en résultera ;
là, au contraire, un effet tout opposé, et dans certains cas la régu-
larité dans les diverses manifestations de ces deux systèmes. Il est
bien convenu que selon le procédé opératoire on sera toujours
maître de produire l'un ou l'autre de ces résultats, d'après les
circonstances, la maladie et le malade. Ne voit-on pas déjà les
modifications profondes que vont subir la calorification, l'absorption, les sécrétions et la nutrition, fonctions dont le trouble en-
traîne des congestions sanguines chroniques, des hypertrophies,
des affections d'articulations, des affections liées à une altération
du sang, à une lésion du système nerveux, au rhumatisme, à la
goutte.

Les premiers de ces effets sont pour ainsi dire mécaniques :

1° Effets primitifs ou de sensibilité ;

2° Effets secondaires ou de réaction ;

3° Effets tertiaires ou de dépression.

Si l'on veut bien se rendre compte de ces divers effets, l'on ne
tardera pas à s'apercevoir que dès la première impression de l'eau
(sa température étant de + 8° à + 12° centig.), l'on sent diminuer
la chaleur vitale, que le pouls varie avec une diminution de 6 à

9 pulsations par minute et cela sans modification appréciable de la respiration. Les tuniques des vaisseaux se contractent. Les tissus musculaires deviennent plus fermes, etc. Tels sont les résultats des effets de sensibilité.

Les effets secondaires résultent du retour de la chaleur à la peau. Les mouvements musculaires sont activés et s'exécutent avec une plus grande liberté. Il se produit un sentiment de force et d'agilité plus grande. En un mot, l'on ressent une sensation manifeste et agréable de chaleur. C'est la réaction. Cette réaction ramène le pouls et la température animale à leurs chiffres primitifs et physiologiques. La force de réaction varie d'individus à individus, suivant les circonstances physiologiques et pathologiques qui se rattachent à l'état de la circulation et de l'innervation générale.

Les effets tertiaires sont marqués par la cessation des phénomènes précédents. Pour atteindre ce résultat, il est de toute nécessité que le temps de l'application dépasse l'action réactionnaire jusqu'à épuisement complet des forces actives. C'est alors que l'on ressent le retour du froid avec frisson, gêne des mouvements, diminution de la sensibilité. L'on prévoit déjà les ressources thérapeutiques de ces trois sortes d'effets.

Il nous reste à parler du second ordre d'effets du froid ou des effets physiologiques.

Ils sont locaux ou généraux. Les uns et les autres sont sédatifs pendant l'application et excitants pendant la réaction. La sédation porte sur le système nerveux, la circulation et l'hématose.

SÉDATION NERVEUSE.

Localement, elle se constate par la diminution de la sensibilité et par la perte complète, si on poussait trop loin l'application du froid.

Généralement, elle va jusqu'à l'anesthésie avec diminution de la mobilité.

SÉDATION VASCULAIRE.

L'eau froide, par son influence, excite les vaso-moteurs. Les vaisseaux capillaires se contractent alors. Il en résulte la dévascularisation, la perte de chaleur, le ralentissement de la circulation, la pâleur de la peau. Ne voit-on pas que localement l'eau froide est défluxionnante et généralement anti-pyrétique?

Dès 1840, M. Fleury disait :

« L'hydrothérapie agit principalement sur la circulation capil-
« laire et elle ne peut agir sur celle-ci que par l'intermédiaire du
« système nerveux, lequel, par action directe sur la contractilité
« des parois vasculaires produit la contraction ou le relâchement
« des tissus. »

L'un des plus anciens élèves du professeur Lallemand, de Montpellier, nous a raconté que ce savant professeur, atteint d'une
fièvre intermittente, dont il ne pouvait triompher par les moyens
habituels, s'était volontairement jeté pendant l'hiver dans les
eaux de la Moselle (à Metz, sa patrie), dans l'intention, disait-il, en
pleine clinique de guérir sa fièvre par la méthode perturbatrice.

Cette méthode perturbatrice, qu'on nous permette de le faire
observer aujourd'hui, n'était autre que de l'hydrothérapie.

Le professeur de Montpellier, en sortant des eaux de la Moselle,
se roula dans une couverture de laine et amena une réaction sa-
lutaire, accomplissant ainsi une des lois de l'hydrothérapie dont
le professeur à cette époque était loin de soupçonner l'apparition
future.

Un grand nombre de physiologistes, Claude Bernard, Dally,
Marey ont, après Fleury, proclamé le rôle pathogénique de la circulation capillaire et des nerfs vaso-moteurs.

En août 1864, mon excellent ami, le Dʳ de Barrel de Pontevès,
dans une thèse fort remarquable qui mérita à son auteur la *men-
tion honorable* à la séance de rentrée de la Faculté de Paris, écri-
vait les lignes suivantes :

« De toutes les fonctions qui sont du domaine de la physiologie,
« il n'en est pas de plus importante que la circulation du sang.
« En relation étroite avec la respiration, elle tient sous sa dépen-
« dance directe la chaleur animale et toutes les sécrétions. Le
« sang, cette chair coulante, est le véritable milieu physiologique
« de tous les êtres animés : poussé par un courant incessant dans
« toutes les parties du corps, il constitue une atmosphère liquide
« sans cesse renouvelée autour de chaque molécule. Tout sort de
« lui et tout y rentre. Soumis à l'impulsion du système nerveux,
« il rend à celui-ci le mouvement qu'il reçoit. Le cerveau, la
« moelle, les nerfs eux-mêmes s'arrêtent dans leurs fonctions dès
« que le fluide sanguin cesse de les vivifier. Entre ces deux grands
« mouvements qui réagissent l'un sur l'autre, se passent les phé-
« nomènes intimes de la nutrition et de la vie organique. (1) »

(1) *Des nerfs vaso-moteurs et de la circulation capillaire.* Paris, 1864.

ACTION EXCITANTE, STIMULANTE.

Cette action a lieu après l'application du froid, par suite de la réaction. La réaction se fait par la loi même de l'existence, *loi statique* : si l'on refroidit l'organisme, l'organisme réagit pour revenir à son état de chaleur fixe. Bien des théories ont été faites pour expliquer cette réaction. Nous ne devons pas en parler. Quelle que soit l'idée qu'on accepte, l'important est de savoir ce qui se passe.

La première impression de l'eau froide est vivement ressentie par les nerfs de la surface cutanée et aussitôt transmise aux centres nerveux. Ces derniers par action réflexe font contracter les vaisseaux capillaires. Ces vaisseaux résistent d'abord à l'ondée sanguine. Le sang, trouvant un obstacle dans son cours, circule moins abondamment à la périphérie ; mais les papilles de la peau, les nerfs vaso-moteurs brusquement impressionnés perdent pour un instant leur sensibilité. C'est alors que les vaisseaux capillaires se dilatent : le sang s'y précipite et la circulation redevient libre.

Contraction, *expansion* et *dilatation*, voilà donc les trois termes de la réaction.

On sait le rôle immense que jouent en pathologie l'ataxie, l'asthénie, les lésions fonctionnelles primitives : or, l'hydrothérapie n'est-elle pas l'agent le plus puissant et le plus précieux de la thérapeutique fonctionnelle, puisque son action s'exerce sur les fonctions les plus générales de l'économie, sur celles qui tiennent toutes les autres sous leur dépendance, sur l'innervation et la circulation capillaire ?

Les médications variées, si différentes les unes des autres et qui découlent naturellement des diverses actions de l'eau froide, démontrent assez que l'hydrothérapie possède non-seulement des ressources immenses ; mais qu'il n'existe pas dans la matière médicale de médicaments à actions si multiples et d'un usage plus simple.

Ces médications se partagent en deux groupes.

La première action de l'eau froide, agissant dans un sens simple déterminé est de produire un effet de sédation. Or, si cette action présente des différences dans sa durée, son intensité, si avant tout elle est méthodiquement appliquée, elle sera d'abord

*

simplement réfrigérante. A un degré de plus elle deviendra antiphlogistique, puis sédative et hyposthénisante.

Aussi, est-ce avec raison que Fleury divise ce premier groupe
en :

> Médication hémostatique ;
> Médication antiphlogistique ;
> Médication sédative. hyposthénisante.

Quant au second mode d'action de l'eau froide , c'est-à-dire
à la réaction, elle n'a plus un sens simple, déterminé, ainsi que
dans le mode précédent : mais au contraire, une action très com-
plexe. Ici, toutes les forces de l'organisme sont mises en jeu. Nous
avons vu que l'eau froide agit sur deux groupes de systèmes de
l'économie (appareil de la circulation capillaire, appareil de l'innervation générale). La première impression du froid est vive. La
peau, par ses nerfs, ressent cette impression et la transmet aux
centres nerveux. Ces derniers, par action réflexe, provoquent l'ir-
ritabilité motrice générale du corps ou spéciale de la périphérie
et atteignent les fibres contractiles.

Sous l'influence de l'eau froide, on voit tous les jours s'amé-
liorer les constitutions faibles et lymphatiques, les cachexies, la
dyspepsie et tant d'autres affections. N'est-ce là que l'effet
d'une simple soustraction de calorique ? Il y a plus, il se produit
une véritable excitation, c'est-à-dire une action stimulante. Il se
fait une modification de l'innervation. La tonicité des vaisseaux
capillaires est augmentée et régularisée dans sa production. Ne
connaissons-nous pas d'ailleurs l'influence immense du système
nerveux sur la régularisation du cours du sang périphérique, sur
sa puissance nutritive et sécrétoire, sur toutes les transforma-
tions de la vie organique ! Le bien-être que l'on éprouve après la
réaction hydriatique prouve assez l'influence du froid sur le système nerveux.

Cette action excitante produit trois sortes d'effets : effets toniques, résolutifs, révulsifs. A ces trois ordres d'effets répondent
trois médications différentes :

> Médication tonique ;
> Médication résolutive ;
> Médication révulsive.

Nous n'avons nullement l'intention de faire ici une étude
complète de ces diverses médications. Un mot sur chacune d'elles
suffira pour remplir le but proposé. Ce serait d'ailleurs fatiguer

inutilement le lecteur que de s'étendre sur des médications si connues.

La matière médicale possède des moyens héroïques à opposer aux hémorrhagies, et ce n'est qu'à titre d'adjuvant qu'on peut faire intervenir l'hydrothérapie dans ces cas. Cependant chez certains individus sujets à des hémorrhagies plus ou moins graves, qui par de fréquentes récidives exposent les jours du malade, on ne saurait se passer de son emploi. Ici l'hydrothérapie modifiera la composition du sang ou bien s'opposera aux congestions actives ou passives, dont l'organe qui fournit le sang va être le siége. Elle combine alors son action tonique et révulsive à son action hémostatique.

Le froid est l'antiphlogistique direct par excellence, si toutefois on a soin de dépasser l'action réactionnaire par l'application méthodiquement prolongée : car, dans cette médication, la température de l'eau et la durée de son application sont les deux points importants.

Nous ne saurions mieux faire que de laisser la parole au docteur Émile Martin (1).

« Si la chaleur animale, en même temps qu'elle est une émanation de la vie, est un de ses stimulus, une de ses conditions d'existence ; si elle concourt à l'entretien du libre exercice de tous les actes vitaux, sa soustraction, dans de certaines proportions, doit déterminer la sédation la plus radicale et la plus absolue. Sous cette influence, toutes les fonctions languissent, l'innervation s'abaisse, la circulation, la respiration, la digestion se rallentissent ; les fonctions plastiques subissent le même sort. Or, le moyen auquel tous ses effets dépressifs peuvent être attribués, sera l'antiphlogistique, le contro-stimulant, le sédatif par excellence, puisqu'il les produira de la manière la plus directe, la plus absolue, sans altérer les organes, sans les intoxiquer et sans spoliation (ainsi que le font les saignées et les évacuants), physiologiquement en un mot. »

Si l'on se souvient de ce que nous avons dit, de l'action du froid sur la circulation générale et capillaire, sur la sédation nerveuse locale et générale ; si l'on veut bien y réfléchir, il sera impossible de douter des ressources immenses qu'offre l'hydrothérapie dans la médication antiphlogistique et sédative. Inutile

(1) *De la chaleur comme cause et effet de la vie et du froid comme modification de l'organisme vivant.*

d'ajouter que le résultat produit ne peut persister au-delà de la volonté de celui qui l'a sollicité, si toutefois les conditions d'application sont méthodiquement observées, ce qui me paraît toujours possible avec de l'attention et de la pratique.

MÉDICATION TONIQUE.

Quels sont les individus qui réclament l'emploi des toniques et des reconstituants? Ce sont ceux qui présentent en général un état de faiblesse extrême, dont les fonctions nutritives altérées se trouvent dans un état d'atonie plus ou moins complet. Ce sont ceux qui présentent une diminution dans les éléments reconstitutifs du sang. D'après Gerdy, le sang se recompose dans les capillaires généraux; donc, si l'hydrothérapie, par l'activité plus flagrante qu'elle va imprimer à la circulation capillaire et à l'innervation générale, rétablit la nutrition dans ses conditions normales, le résultat définitif ne sera-t-il pas la reconstitution du sang, la tonification des tissus et la disparition des troubles nerveux?

La médication révulsive se propose de produire l'hypérhémie partielle ou générale de la peau, à l'aide de puissantes douches, agissant autant par la percussion que par l'action réfrigérante de l'eau et de décongestionner l'organe hypérhémié par l'action directe des douches locales. Fleury a établi d'une manière incontestable que chaque douche amène toujours et instantanément une diminution de volume considérable dans un organe hypérhémié et qu'en passant par des périodes de décroissement et d'accroissement de moins en moins considérable (la diminution n'étant que temporaire et persistant un temps d'autant plus long que le traitement est plus avancé), l'organe revient enfin à ses limites physiologiques.

MÉDICATION RÉSOLUTIVE.

Ce sont des produits morbides tels que fausses membranes, dépôts plastiques, induration du tissu cellulaire, etc., qui sont le résultat des lésions de sécrétions. Quel est le médecin qui ignore que le premier caractère de ces divers produits est la résorption et l'élimination, de telle façon que l'organe revienne à sa texture et à ses fonctions primitives, et cela sous l'influence des absorptions et des sécrétions qui s'accomplissent au sein de l'organisme vivant! Or, n'avons-nous pas vu l'hydrothérapie agir sur la circulation capillaire générale, sur les courants sanguins, la composition du sang, la transpiration cutanée et les sécrétions, modifier et activer ainsi la fonction d'absorption? Voilà certes un agent résolutif par excellence qui permet de guérir des affections souvent très rebelles, certaines affections chroniques de l'encéphale, toutes celles de l'abdomen, la goutte et le rhumatisme chronique, certaines maladies chroniques de la peau, les exostoses, les affections scrofuleuses, les tumeurs blanches, etc.

Nous ne saurions terminer sans dire un mot de la médication hygiénique.

Les habitudes de luxe et de mollesse que l'on rencontre dans certaines classes de la société et qui de jour en jour tendent à envahir les classes inférieures, ne peuvent s'accorder avec les règles d'une bonne hygiène. C'est par elles que nous arrivons à craindre la plus faible impression du froid. La peau, toujours lâche et sensible, transpire à la moindre chaleur, tremble au moindre froid ; de là des refroidissements d'autant plus faciles que nous ne négligeons rien pour nous soustraire à toutes les variations de température. Par l'usage de l'eau froide le nettoiement de la peau s'effectue, les houppes nerveuses sont excitées. La réaction amène un afflux du sang dans les capillaires du derme. Tous les phénomènes du derme sont augmentés. L'habitude de l'hydrothérapie rend moins accessible aux diverses variations de température. On supporte mieux les effets de la chaleur ; la réaction rend moins sensible l'action du froid. Les muscles augmentent de force, les membres deviennent plus souples. L'appétit est plus vif, les digestions plus faciles, le sommeil plus calme et mieux réglé. Un fait avéré par tous les praticiens, c'est que par l'hydrothérapie on fait cesser ou notablement diminuer la prédisposition aux angines tensillaires, pharyngiennes, laryngiennes, à la bronchite, aux douleurs de rhumatisme musculaire, etc. Chez la femme, on arrive à donner du ton et de la fixité au système utérin. Faut-il parler de l'enfance? On comprend trop bien combien est précieux un tel moyen pour prévenir les affections scrofuleuses, éloigner les causes les plus nombreuses des maladies nerveuses, pour l'entier développement physique et intellectuel. Désirer, en un mot, que l'enfance puisse en éprouver les bienfaits, c'est désirer la régénération de l'espèce humaine.

DES MALADIES QUI RÉCLAMENT L'EMPLOI DE L'HYDROTHÉRAPIE.

On a bien rarement l'occasion de pouvoir se faire un jugement sur les maladies aiguës ; car les sujets manquent en général dans les établissements hydrothérapiques. Si cependant l'on doit s'en rapporter à Scoutetten, l'hydrothérapie serait applicable aux maladies aiguës inflammatoires, telles que : angines, érysipèles simples ou phlegmoneux, ophthalmies, contusions et leurs suites, entorses, fractures compliquées, rhumatismes aigus, etc. Elle conviendrait encore dans les accidents inflammatoires de cause miasmatique, tels que dyssenterie, fièvre typhoïde, fièvres éruptives. Le docteur Macario aurait traité avec succès six cas de rhumatisme articulaire aigu. Nous pensons que dans la fièvre typhoïde au début, avec peau brûlante, soif vive, pouls précipité ; dans les fièvres cérébrales exanthématiques, alors seulement que l'éruption languit et que la vie du malade est en danger, on se trouvera bien de l'enveloppement humide, des compresses humides dans le premier cas et des irrigations continues dans les autres.

MALADIES CHRONIQUES.

La place qu'occupent en hydrothérapie les maladies chroniques est des plus importantes. Le caractère de ces maladies, souvent véritable désespoir et des malades et des médecins, est tellement varié, qu'on a pu se demander si les ressources de l'hydrothérapie leur étaient à toutes applicables. Il nous suffit de rappeler le témoignage et les indications que l'on rencontre à propos de ces affections dans tous les traités de médecine émanant des plus hautes sommités médicales. Le monde médical n'a qu'une voix aujourd'hui pour proclamer que l'hydrothérapie est ici sur son véritable terrain ; qu'elle agit largement, activement et en pleine connaissance de cause. C'est là son champ, là aussi est son véritable triomphe. Si dans les maladies aiguës on cherche à diminuer la vitalité des tissus malades, dans les maladies chroniques, tout au contraire, on s'efforce de provoquer une excitation qui n'est que temporaire, il est vrai, mais qui sera utilisée ¡plus tard.

Avant d'indiquer les maladies auxquelles plus spécialement s'adresse l'hydrothérapie, il serait utile, je pense, de donner à grands traits une idée de l'état général que présentent les personnes atteintes de ces affections, tout en négligeant les caractères spéciaux à chaque maladie en particulier. Assez ordinairement, l'affection chronique date d'une époque déjà reculée. L'observateur constate tout d'abord une modification profonde et graduelle de la digestion, de la circulation, du système nerveux, de toutes les fonctions en un mot. L'altération qui en résulte ne tarde pas à envahir l'économie entière qui, perdant sa puissance de réaction, se trouve dans l'impossibilité de tolérer les médicaments devant fournir à sa reconstitution. L'estomac ne peut plus digérer, et si toutefois il est encore capable de supporter une alimentation aussi légère que possible, ce n'est pas sans causer de violentes douleurs gastriques, sans provoquer des vomissements incessants et de la diarrhée, actes morbides qui augmentent d'autant la faiblesse générale. Aussi, une diète absolue est de rigueur, alors qu'il serait si nécessaire de s'opposer par une alimentation reconstituante aux causes de destruction qui de toutes parts assaillent le sujet. Une fièvre lente s'empare du malade ; la débilité et l'anémie sont portées à leur *summum* d'intensité. Les forces radicales s'épuisent de plus en plus, jusqu'à ce qu'une terminaison, hélas prévue, vienne terminer d'aussi longues souffrances.

Que faire en pareil cas ? recommencer vésicatoires, purges, vomitifs, substances médicamenteuses ; mais elles fatiguent de plus en plus le malade. C'est inutilement, d'ailleurs, qu'elles ont été employées.

Désormais donc, plus d'hésitations possible, bien que l'on ait tout essayé pour combattre des affections aussi graves ou certaines lésions incurables qui empoisonnent la vie du malade.

Ne nous laissons pas aller à la tristesse, au désespoir. Non, et je le dis parce que c'est ma croyance, ma conviction la plus sincère : faites de l'hydrothérapie rationnelle et vous retrouverez la santé dans un grand nombre de ces affections et une santé relative dans certains cas. Vous serez toujours soulagés. Souvent votre existence sera prolongée, adoucie. Quelquefois vous serez guéris :

Énumérons donc les principales de ces affections :

Les gastralgies, la dyssenterie, les digestions lentes et difficiles, la constipation, les dyspepsies, les gastrites et gastro-entérites chroniques ; les engorgements du foie, de la rate, de l'utérus ; les congestions sanguines de ces mêmes organes, de la moelle, du cœur et des poumons. Les pollutions diurnes et nocturnes involontaires,

les cystites chroniques, la leucorrhée, l'aménorrhée et la dysménor-
rhée. Les scrofules, la syphilis, les dartres, les névralgies de toutes
sortes : l'hystérie, l'hypocondrie. Les paralysies générales ou par-
tielles ; en un mot, toutes *les névroses et névropathies générales.*
N'oublions pas *les tumeurs blanches, les fausses ankyloses et les*
ulcères atoniques et toutes les affections qui tiennent à un appau-
vrissement du sang.

Peut-on trouver un traitement plus efficace que l'hydrothérapie, lorsqu'il s'agira des affections de l'utérus en général et en
particulier dans les déplacements, l'hypertrophie et les ulcéra-
tions de cet organe.

Voici comment s'exprime le regrettable professeur de la Faculté
de Paris, ARAN (*Leçons cliniques sur les maladies de l'utérus*) :

« L'hydrothérapie bien dirigée me paraît appelée à de grands
succès dans le traitement des cas les plus rebelles et paraissant
les plus désespérés des affections utérines. »

Enfin, un des professeurs les plus intelligents de l'École de
Montpellier, M. COURTY (1), émet son opinion dans les termes sui-
vants, à propos des maladies de l'utérus :

« En un mot, il ne faut demander à l'hydrothérapie que ce
qu'elle peut donner, et c'est beaucoup ; c'est même tant, que sans
elle, il me paraît difficile de mener à bonne fin la cure de la ma-
jorité des maladies utérines. »

Personne, j'imagine, ne récusera la compétence de professeurs
si distingués.

Dans ces maladies, qui datent souvent d'un temps fort long, si
l'on veut obtenir les résultats auxquels on a juste droit de pré-
tendre, il est indispensable que les malades aient la patience nécessaire et qu'ils ne se découragent pas après les premiers jours.
Le traitement sera assez long, on le prévoit ; car, en bonne
logique, peut-on guérir radicalement en deux ou trois semaines
une maladie, le plus souvent rebelle et datant toujours de plusieurs mois et même de plusieurs années. Il est toujours utile
dans certaines de ces maladies (dartres, scrofules, goutte, chlo-
rose, etc.) d'associer à l'hydrothérapie l'usage de médicaments
appropriés.

(1) *Traité pratique des maladies de l'utérus et de ses annexes.*

DES MOYENS HYDRIATIQUES.

Dans la méthode hydriatique l'on associe le calorique aux procédés hydrothérapiques. Nous ne saurions trop insister sur cette association ; car depuis quelques années, à Paris surtout, on est très porté à simplifier au-delà des limites les divers procédés et à méconnaître l'utilité de la sudation. L'on ne voit plus que la douche générale en pluie : grave erreur, préjudiciable à certains malades.

Le calorique remplit deux indications distinctes : 1° Il agit à titre d'excitant cutané ; c'est la médication transpositive dont le but est d'obtenir l'effet révulsif ; 2° Il agit à titre d'agent sudorifique. L'effet spoliatif qui se produit alors appartient à la médication dépurative.

Les instruments dont dispose l'hydrothérapie sont assez connus pour que nous nous dispensions de les décrire. Ils doivent être établis et construits d'une manière irréprochable. Que ces conditions viennent à manquer, il est hors de doute qu'une partie des propriétés de l'eau et que la force de projection seront perdues au détriment du malade, et que l'on n'obtiendra pas tous les effets désirés ou du moins se feront-ils attendre plus longtemps.

Un établissement hydrothérapique emprunte toute sa valeur à la nature de ses eaux : or, les eaux doivent réunir toutes les qualités des eaux potables. Elles doivent avoir une température constante comprise entre 8° et 10° centigr. En dehors de ces limites, il n'y a pas de bonne hydrothérapie possible. Il est plus que ridicule et absurde, dit Fleury, d'instituer un traitement hydrothérapique pendant l'été avec de l'eau de rivière, de canal ou de mer, dont la température s'élève en général à 16, 18, 20 et jusqu'à 22° centigr. Il ne peut qu'en résulter un traitement inefficace. On fait ainsi de la balnéation ; mais à coup sûr, on ne fera point de l'hydrothérapie rationnelle, voire même empirique. Pense-t-on qu'il soit possible de faire à Marseille de la saine hydrothérapie avec de l'eau du canal ? Poser la question, c'est la résoudre.

La force de projection, c'est-à-dire la force de percussion avec laquelle l'eau frappe la surface du corps est l'un des éléments les plus importants du procédé opératoire et de l'efficacité du traitement. Cette force de percussion doit être assez grande, sans aller cependant au-delà de limites plus qu'exagérées. Il ne faut pas que

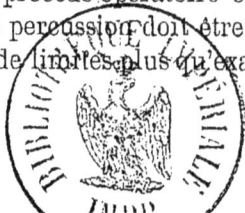

les douches puissent devenir contusives. Il faut une force de percussion convenable, qu'il sera toujours possible de modifier, de graduer suivant les conditions du moment et les indications qui se rattachent soit au malade, soit à la maladie. Les meilleures douches sont celles qui sont fournies par un réservoir placé à 15 mètres au-dessus du sol.

L'établissement du Docteur Boze, créé depuis longues années déjà, situé au centre d'un des quartiers les plus beaux de la ville, peut à juste titre passer pour un des établissements les mieux organisés. Les moyens que possède cet établissement sont : la douche en poussière, en pluie, en cercle, en colonne, en lame ; la douche ascendante, les bains de siéges à eau courante. Bains minéraux de toute nature, fumigations de toutes sortes. Bain russe, bains de vapeur simples et composés. Douche de vapeur, douche écossaise, etc.

L'eau qui alimente l'établissement est l'eau de source, présentant les qualités que l'on est en droit d'exiger et d'une température à peu près constante, comprise entre 8° et 12°.

Il ne suffit plus d'exposer simplement une théorie, certains principes. De nos jours, une telle méthode serait plus qu'insuffisante. Il ne s'agit plus de dire : *c'est vrai*, il s'agit de prouver par des faits, non pas uniques, mais nombreux et constants, faits que nous aurons nous-mêmes examinés et éprouvés et que chacun pourra vérifier à toutes les époques, dans n'importe quelles circonstances, toutes choses égales d'ailleurs.

« Ce n'est pas assez de compter les expériences, il les faut peser « et assortir et les avoir dirigées et alambiquées pour en tirer les « raisons et les conclusions qu'elles comportent. »

(MONTAIGNE).

Aussi mon intention était de citer à l'appui de la théorie hydrothérapique quelques observations tirées de la pratique du Docteur Boze et quelques-unes que j'ai pu recueillir moi-même. L'observation, en effet, n'est-elle pas le véritable creuset où doit venir s'épurer toute idée scientifique ?

Mon travail ayant dépassé les limites que je désirais lui donner, je me réserve pour une nouvelle publication. C'est une dette que je contracte aujourd'hui et que j'acquitterai alors que j'aurai réuni les éléments nécessaires.

J'hésitais à présenter ces quelques notions générales. C'est que j'étais saisi, je l'avoue, d'une certaine timidité, d'une sorte d'appréhension inhérente à ma condition de nouveau venu, de médecin inconnu ; mais j'ai cru devoir espérer que le corps médical m'accueillerait avec la bonté et l'indulgence qu'on est toujours sûr de trouver là où existe le véritable savoir et l'incontestable supériorité.

Trop heureux si, avec mes faibles ressources, j'ai pu attirer l'attention des médecins sur cette puissante médication, les engager à l'essayer dans leur pratique et la vulgariser dans l'intérêt des malades.

J'engage ceux qui souffrent à méditer cette sage et profonde parole du Docteur Armand Rey :

« Que parmi les malades qui me liront, il ne s'en trouve pas en
« trop grand nombre qui, dégoûtés ou seulement éloignés de l'idée
« de se soumettre à l'hydrothérapie, reconnaissent enfin qu'ils
« ont été privés du seul moyen de se débarrasser de leurs maux. »

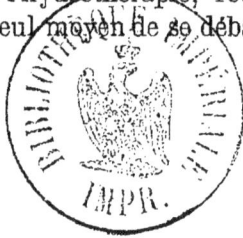

www.ingramcontent.com/pod-product-compliance
Lightning Source LLC
Chambersburg PA
CBHW050428210326
41520CB00019B/5838